MÉMOIRE
SUR UN ANÉVRISME
DE L'ARTÈRE CRURALE,

TRAITÉ

PAR LA COMPRESSION DE L'ILIAQUE EXTERNE,

A L'AIDE D'UN APPAREIL

INVENTÉ

par P. L. VERDIER, *Chirurgien-Herniaire.*

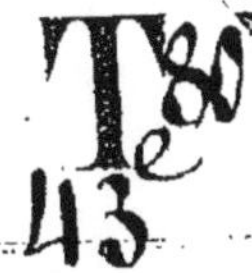

A Monsieur le Docteur Pasquier de la part de l'auteur

MÉMOIRE

SUR

UN APPAREIL COMPRESSIF

DE

L'ARTÈRE ILIAQUE EXTERNE,

DANS LE CAS D'ANÉVRISME INGUINAL,

LU A L'ACADÉMIE ROYALE DE MÉDECINE, SECTION DE CHIRURGIE, LE 7 FÉVRIER 1822,

PAR P. L. VERDIER,

Chirurgien-Herniaire de la Marine royale, des Hôpitaux militaires de France, des Troupes sédentaires de la garnison de Paris, etc., etc.

A PARIS,

Chez l'AUTEUR, rue Montesquieu, n°. 4.

1823.

IMPRIMERIE DE MADAME VEUVE J. L. SCHERFF,
PASSAGE DU CAIRE, Nº. 54.

A MONSIEUR

LE Dr. KÉRAUDREN,

CHEVALIER DE SAINT-MICHEL ET DE L'ORDRE ROYAL DE LA LÉGION D'HONNEUR, MÉDECIN EN CHEF DES ARMÉES NAVALES, INSPECTEUR GÉNÉRAL DU SERVICE DE SANTÉ DE LA MARINE, MEMBRE DE L'ACADÉMIE ROYALE DE MÉDECINE, DE LA SOCIÉTÉ MÉDICALE D'ÉMULATION DE PARIS, DE L'ACADÉMIE ROYALE DE MADRID, DE LA SOCIÉTÉ D'ÉMULATION DE BOLOGNE, DE LA SOCIÉTÉ IMPÉRIALE DES NATURALISTES DE MOSCOU, DE CELLE DES SCIENCES PHYSIQUES ET MÉDICALES D'ORLÉANS, DES SOCIÉTÉS LITTÉRAIRES ET SCIENTIFIQUES DE TOULON, ROCHEFORT, etc.

Tribut de respect et de reconnaissance,

VERDIER.

INTRODUCTION.

Encouragé par l'intérêt avec lequel plusieurs célèbres Praticiens de la capitale ont accueilli et vérifié la cure de l'anévrisme du sieur Choult, que nous avons obtenue par la compression de l'artère iliaque externe; persuadé, d'après le rapport fait à l'Académie royale de Médecine, section de chirurgie, qu'il peut être utile à l'art et intéressant pour l'humanité de donner de la publicité à ce fait, nous avons cru devoir faire graver avec soin la tumeur anévrismale, ainsi que notre bandage compressif, afin que dans des cas semblables, les praticiens puissent le faire exécuter correctement.

Il n'est pas rare de rencontrer des anévrismes de l'artère fémorale par suite de fortes contusions. Bien que notre malade fût sous l'influence d'une diathèse anévrismale, il n'en est pas moins vrai que nous avons prolongé sa vie de plusieurs années.

Le 7 février 1822, nous présentâmes à l'Académie royale de Médecine le sieur Choult, sur lequel notre bandage était appliqué, et nous lûmes l'observation qui lui était relative. Des Commissaires furent chargés de faire un rapport sur ce cas intéressant.

Le 16 janvier 1823, nous lûmes également à l'Académie la relation de l'ouverture du cadavre du sieur Choult, en présentant la tumeur anévrismale, ainsi que notre bandage. Le tout fut renvoyé aux Commissaires déjà nommés.

L'inspection de la pièce pathologique ayant confirmé ce que nous avions annoncé pendant la vie du malade, nous avons cru devoir livrer à l'impression, sans y faire de changemens : 1°. l'Observation présentée à l'Académie en février 1822 ; 2°. la Relation de l'ouverture du cadavre, faite en décembre de la même année ; et 3°. le Rapport fait à l'Académie par MM. Cloquet et Lisfranc.

Nous avons cru également convenable de placer à la fin de ce mémoire une note sur l'ensemble des indispositions qui ont précédé et amené la mort du malade.

MÉMOIRE
SUR UN APPAREIL
DESTINÉ A COMPRIMER
L'ARTÈRE ILIAQUE EXTERNE,
DANS LE CAS D'ANÉVRISME INGUINAL,

LU A L'ACADÉMIE ROYALE DE MÉDECINE, SECTION DE CHIRURGIE, LE 7 FÉVRIER 1822,

Par P. L. VERDIER, *Chirurgien-Herniaire.*

BIEN que placées profondément, quelques artères n'en sont pas moins accessibles à une compression qui, lors même qu'elle ne serait que préparatoire à l'opération de l'anévrisme, serait toujours avantageuse. Nous croyons cette réflexion applicable à l'artère iliaque externe.

Avant de décrire l'appareil que nous avons employé, qu'il nous soit permis ici de dire quel était l'état du malade lorsque nous l'imaginâmes pour lui.

Le sieur CHOULT, Claude-Antoine, suisse de S. Ex. le Ministre de la marine, âgé de 33 ans, d'un tempérament éminemment lymphatique, se rendit en février 1816 à l'hospice de la Charité, pour s'y faire traiter d'un anévrisme poplité du côté gauche; la jambe étant sphacelée, le malade fut amputé à la cuisse par M. le Professeur Boyer (*).

(*) Pour rendre notre observation plus complette, nous croyons devoir rapporter ici ce qu'a publié M. le Chirurgien en chef de la Charité, sur l'origine des anévrismes du sieur Choult.

« Au mois d'octobre 1815, Claude-Antoine Choult, « âgé de 33 ans, sentit, en portant sa main sous le « jarret gauche, une petite tumeur que les personnes « auxquelles il crut devoir la montrer reconnurent « pour un anévrisme.

« Quelques semaines après, au moment où l'on « se disposait à faire l'opération nécessaire pour « guérir cette maladie, on découvrit dans le pli de « l'aine du même côté, à un pouce du ligament de « Fallope, une seconde tumeur de la même nature « que la première, et qui fit abandonner le projet

A cette époque il existait déjà une seconde tumeur anévrismale située à deux travers de

---

« de l'opération. Pendant trois mois on fit des appli-
« cations de glace sur l'une et sur l'autre ; la tumeur
« de l'aine ne prit que peu d'accroissement, mais
« celle du jarret fit de très-grands progrès ; le
« membre s'infiltra, les mouvemens du genou
« devinrent douloureux et difficiles. Au mois de
« février 1816, la jambe commença à perdre sa
« chaleur et de sa sensibilité ; des phlyctènes s'éle-
« vèrent sur plusieurs points de la jambe, des es-
« carres gangréneuses se formèrent, s'étendirent
« rapidement, et avaient envahi les deux tiers
« inférieurs de la jambe. Lorsque le malade entra
« à l'hôpital de la Charité, un sillon inflammatoire
« indiquait déjà le point où cessait le sphacèle.
« L'anévrisme poplité était vague, fort étendu et
« ne battait plus ; l'anévrisme supérieur avait la
« grosseur d'un œuf ; il perdait la moitié de son
« volume quand on le comprimait ou qu'on arrê-
« tait la circulation entre lui et l'arcade crurale.

« L'amputation de la cuisse devenait urgente ;
« on la fit le 29 février 1816, sans rien faire contre
« l'anévrisme inguinal, dont on se proposait d'en-

doigt de l'arcade fémorale et à peu près du volume d'un œuf.

Ce fut un an après l'opération que M. l'Inspecteur général du service de santé de la marine voulut bien se rappeler que dans un cas où l'artère crurale était anévrismatique à son passage sous le ligament de Fallope, j'avais, sur l'invitation de M. le Professeur Dupuytren et sous ses yeux, appliqué un bandage compressif de l'iliaque externe (*) au nommé

« treprendre plus tard la guérison, etc. etc. » (*Traité des maladies chirurgicales et opérations qui leur conviennent, par M. le* B^on^. Boyer, 2e. *édit., tom.* 11, *page* 276.)

M. le Professeur Boyer termine son observation en disant que « le 22 mars 1818, la tumeur était « beaucoup diminuée, et qu'elle n'avait presque « plus de battement. »

Il est à présumer que ce commencement de succès était dû à la compression exercée par l'appareil que nous faisions porter au malade depuis février 1817.

(*) Me permettra-t-on de réclamer ici l'invention d'un appareil, que, sans y attacher beaucoup d'im-

Berger, opéré depuis, avec tant de succès, par cet habile chirurgien.

---

portance, je ne dois pas moins regarder comme ma propriété?

J'emprunterai à M. le Docteur Breschet, la description détaillée et précise qu'il a donnée de mon appareil dans sa traduction du Traité des maladies des artères et des veines, de M. Hogdson. (*Note de la page 220, tome 2, où il figure comme le deuxième appareil qui fut appliqué au malade.*)

« Les difficultés qu'il fallait vaincre pour exercer « une compression constante et dans le lieu que j'ai « indiqué (iliaque externe), loin de faire renoncer « à cette méthode, fournit l'idée d'une nouvelle « machine plus simple que la première, analogue « aux bandages de Camper et construits d'après les « mêmes principes; elle consistait en une bande « d'acier élastique, formant les 5 sixièmes d'un « ovale; l'extrémité droite, assez large, prenait un « appui sur la hanche du même côté. (La tumeur « était située à gauche.) L'extrémité gauche, plus « étroite et contournée de haut en bas, d'avant en « arrière, et de droite à gauche, offrait à six pouces « de sa terminaison une petite pelote dont les di-

Quand je vis pour la première fois le malade, la tumeur avait à peu près trois à quatre

---

« mensions étaient absolument semblables à celles « dont j'ai déjà parlé dans la description de la pre- « mière machine, et répondait parfaitement au « point où l'artère iliaque externe passe sur le corps « du pubis. Ce bandage exerçait la compression par « son élasticité et au moyen de deux sous-cuisses, « qui, partant de la partie postérieure de l'ovale « qu'il représente, venaient se fixer en avant à « deux petits boutons de cuivre; l'extrémité gauche, « qui était un peu relevée en avant et qui se pro- « longeait de gauche à droite, formait un levier au « moyen duquel on pouvait facilement graduer la « compression qu'on modifiait à l'aide du sous-cuisse « gauche percé de trous à trois ou quatre lignes de « distance les uns des autres.

« Ce bandage était recouvert de toute part de peau « de chamois, et l'on avait soin de placer le petit « coussin dans les lieux où il prenait ses points « d'appui. Ce fut le 28 septembre au soir que l'on « commença à en faire l'application : il fut facile « de voir que ce bandage avait sur la première ma- « chine, l'avantage de permettre au corps de faire « tous les mouvemens, avantage qui donnait à la pouces de diamètre et un pouce à un pouce et demi d'élévation ; ses pulsations étaient sensibles à l'œil, malgré les vêtemens du malade. M. le Professeur Boyer, dans l'intention de diminuer la tumeur, avait conseillé l'usage d'un bandage mécanique qui pût comprimer l'iliaque externe. La disposition vicieuse de l'appareil que s'était fait faire le malade n'avait pas rempli le but désiré.

Dans cet état de chose, voulant n'agir que sous les yeux et d'après l'avis de praticiens distingués, j'examinai avec la plus scrupuleuse attention le malade, en présence de MM. Kéraudren et Dupuytren, dont l'avis fut, ainsi que l'avait été celui du Professeur Boyer, de comprimer l'iliaque externe (*).

« compression une exactitude et une fixité qui au-
« raient certainement atteint le but que l'on se pro-
« posait, si le malade eût été plus courageux et
« moins impatient. »

(*) « Ayez le courage de conserver votre bandage « exactement pendant trois à quatre jours, sans « discontinuer, dit M. le Professeur Dupuytren au « malade, et je réponds de la cure. »

Ils crurent avantageux de faire précéder la compression permanente d'un traitement réfrigérant.

Le malade garda le lit pendant à peu près un mois. On pratiqua plusieurs saignées ; la tumeur fut couverte de glace (*), et des tentatives de compression eurent lieu pour distendre les tégumens du bas-ventre ; on fut souvent obligé d'administrer à d'assez fortes

---

(*) On ne put continuer que pendant quatre jours l'application de la glace pilée, sur la tumeur ; elle donna lieu à une vive inflammation du cordon et du testicule gauche, ainsi qu'à un état permanent d'érection douloureuse de la verge. Nous regrettâmes de ne pouvoir persévérer dans l'emploi de ce moyen, car la douleur était à peu près nulle à l'endroit de la compression, et la tumeur, sensiblement diminuée, n'offrait déjà plus que de très-faibles battemens. Les couches de fibrines qui semblaient remplir la cavité anévrismale offraient beaucoup de dureté à sa partie antérieure. Le pouls était très-élevé. On pratiqua une large saignée, qui fit cesser de suite les accidens inflammatoires.

doses, le sirop diacode, pour procurer au malade quelques heures de sommeil.

Ce fut à la suite de ces dispositions préparatoires, que les médecins déjà cités jugèrent l'instant opportun pour essayer le bandage que j'ai l'honneur de présenter à l'Académie. (*Voyez la planche*, *fig.* 1, 2, 3, 4 *et* 5.)

Cet appareil placé, exerce une compression sur le corps du pubis, de haut en bas et d'avant en arrière; il se compose d'un ressort d'acier large de trois travers de doigt, soumis à un dégré de trempe, qui, en lui laissant une grande élasticité, l'empêche de se déformer. Il embrasse les onze douzièmes de la circonférence du bassin, en offrant une courbure à peu près elliptique (*fig.* 5); sa partie gauche est contournée antérieurement de manière à s'éloigner d'un travers de doigt de l'aine (4) et donne attache à une autre pièce (5) contournée d'avant en arrière et de haut en bas, destinée à porter la pelote qui doit exercer la compression. Cette pelote (8) est soumise à l'action d'un filet de vis de deux pouces de long, destiné à augmenter ou à diminuer la compression. L'extrémité droite (2) est terminée antérieurement par une espèce de crosse armée de deux boutons de cuivre donnant attache au sous-cuisse (3) qui passe sous le membre sain (*). La pelote, en prenant son point d'appui sur le corps du pubis, porte en dedans le ligament fémoral.

Cet appareil est recouvert dans toute son étendue de peau de chamois.

Le succès a tellement répondu à notre attente, qu'aujourd'hui le sieur Choult jouit de la meilleure santé, n'a plus de tumeur sensible; les pulsations sont extrêmement faibles le bandage étant ôté.

Il est curieux, aujourd'hui, de voir la dépression profonde qui existe au-dessus de l'arcade crurale, à l'endroit où porte le ban-

---

(*) Dans l'appareil que j'avais disposé pour le sieur Berger, il fut reconnu que le sous-cuisse embrassant le membre où était située la tumeur, avait donné lieu à un tel engorgement de la cuisse, que l'on fut obligé de le supprimer pour prévenir des accidens plus graves.

dage compressif; en le retirant, et ceci n'est point exagéré, on comprime avec le doigt l'artère iliaque externe aussi facilement qu'on le fait pour la crurale à la partie supérieure de la cuisse (*).

Pour completter autant qu'il était en moi, la note que je soumets à vos lumières, j'ai supprimé pendant deux jours au sieur Choult l'application de l'appareil, en présence de M. le Docteur Kéraudren et de M. Dubreuil, Professeur d'anatomie à l'école de la marine, au port de Toulon. Il a été facile de se convaincre, et cela, même par la vue, sans recourir au toucher, que les pulsations étaient redevenues plus fortes, et pourtant il s'était écoulé quatre ans depuis mes premières ten-

---

(*) Il était d'autant plus difficile de produire une dépression profonde qui pût permettre de comprimer l'iliaque externe, que le malade avait beaucoup d'embonpoint. Les parois abdominales offraient une telle résistance, qu'il était presqu'impossible, en cherchant à comprimer l'iliaque avec le doigt, de diminuer les pulsations.

tatives de compression. Ces pulsations ont cessé aussitôt la réapplication de l'appareil.

Si l'Académie juge intéressant le fait que je viens de retracer, si le moyen mécanique que j'ai employé a été utile, et s'il pouvait l'être, dans le cas d'anévrismes inguinaux, pour comprimer l'iliaque externe, j'aurai obtenu la récompense la plus heureuse de mes efforts.

Les suffrages de l'illustre Académie seraient pour moi un encouragement aussi honorable que flatteur.

OUVERTURE

Du cadavre du sieur CHOULT, *âgé de* 38 *ans, Suisse de S. Ex. le Ministre de la marine, faite le 7 décembre 1822, vingt-quatre heures après son décès, en présence de MM. les Docteurs* KÉRAUDREN, *Médecin en chef et Inspecteur général du service de santé de la marine;* DUPUYTREN, *Professeur à l'Ecole de médecine de Paris;* LISFRANC, *Professeur de Médecine opératoire;* HELLER, *Médecin ordinaire du malade;* PIORRY *et* RAYER, *se livrant à l'enseignement particulier de la Physiologie;* CORNUEL, *Chirurgien de la marine;* BÉGIN, *Rédacteur pour la partie chirurgicale des mémoires de médecine militaire; et* VERDIER, *Chirurgien-Herniaire de la marine, des hôpitaux militaires de France, des troupes sédentaires de la garnison de Paris, etc. etc.*

LES tégumens avaient une couleur pâle et jaunâtre, le corps était amaigri, les membres offraient une roideur médiocre; on apercevait les traces de plusieurs applications de sangsues faites à la poitrine et au cou; la cuisse gauche avait été amputée à peu près à cinq pouces au-dessous de son articulation supérieure; le moignon présentait une cicatrice peu étendue et très-solide; on trouva enfin, autour du bassin, un bandage mécanique inventé par M. Verdier, destiné à comprimer l'artère au-dessus de l'anévrisme, et que le malade portait constamment depuis le commencement de 1817.

A l'ouverture du thorax et de l'abdomen, on put reconnaître d'abord qu'il n'existait aucune trace de lésion soit aigüe, soit chronique, ni aux poumons, ni au cœur, ni aux organes digestifs; la plèvre du côté gauche contenait seulement à peu près une chopine de sérosité de couleur citrine, quelques adhérences celluleuses anciennes et lâches réunissaient la surface externe du poumon, de ce côté, à la plèvre costale; enfin des vestiges de fausses membranes plus récentes et plus molles existaient sur la portion diaphragmatique de la séreuse.

De la partie antérieure gauche de la courbure aortique, s'élevait une tumeur anévrismale irrégulière, dont le volume surpassait un peu celui du poing; d'une part, cette tumeur agissait contre la partie supérieure gauche du sternum, sur lequel elle avait formé une dépression considérable, une sorte d'usure qui s'étendait jusqu'à l'articulation de cet os avec le cartilage de la première côte; de l'autre, elle comprimait la terminaison de la trachée artère et la naissance de la branche du côté gauche. Le larynx et la trachée artère étant ouverts, il fut impossible d'y découvrir aucune altération, de telle sorte que c'est bien à la compression exercée par l'anévrisme sur le conduit aérien que doit être attribué le trouble de la respiration, produisant un sifflement aigu semblable à celui que font entendre des enfans attaqués du croup, surtout pendant les derniers temps de leur vie.

La tumeur se trouvant ouverte par la section des cartilages articulaires du sternum et des côtes, il fut facile de reconnaître une cavité de forme circulaire, occupant le côté gauche de l'aorte. Le sac anévrismal contenait environ un verre d'un sang libre, quoiqu'en partie coagulé; sa paroi était tapissée à l'intérieur par des couches épaisses d'une fibrine molle, peu adhérente, mais cependant d'autant plus dure et solide, qu'elle était plus éloignée du centre de l'anévrisme.

Les autres portions de l'aorte étaient saines.

Arrivé à l'artère iliaque primitive gauche, cette artère, ainsi que l'iliaque externe et la crurale, ayant été disséquées avec soin, il fut facile de reconnaître les dispositions suivantes:

Les artères iliaque primitive, iliaque interne et iliaque externe de ce côté, n'avaient pas augmenté de volume, au contraire leur calibre parut manifestement plus petit que celui des mêmes vaisseaux du côté opposé.

La tumeur anévrismale de l'aine (*fig.* 6), était placée à un pouce environ au-dessous de la branche horizontale du pubis; son diamètre longitudinal était de 2 pouces 8 lignes; transversalement elle ne présentait que deux pouces quatre lignes et deux pouces d'avant en arrière; au-dessus d'elle les tégumens étaient déprimés, le tissu cellulaire affaissé, dense, serré, dépourvu de graisse; l'arcade crurale était portée en haut de manière que la pelote du bandage ayant écarté toutes les parties, comprimait la fin de l'iliaque externe, sur la portion la plus saillante de la branche horizontale du pubis, à peu près à un travers de doigt au-dessus de la tumeur anévrismale; les tuniques artérielles étaient évidemment plus épaisses que dans le reste du vaisseau qui paraissait avoir beaucoup perdu de son diamètre (*b*).

La tumeur elle-même s'élevait de la partie antérieure de l'artère, dont la paroi opposée était exempte d'altération (*d. d.*). Le sac anévrismal développé, surtout en dehors, avait soulevé, aplati et déformé le muscle conturier avec lequel il avait contracté d'intimes adhérences; en dedans, il était uni à la veine crurale par un tissu cellulaire très-dense et très-serré; en arrière enfin, il reposait sur les muscles adducteurs et pectiné dont il n'avait point altéré la structure.

La tumeur communiquait avec l'artère par une ouverture de quelques lignes de diamètre et dont les bords amincis n'offraient pas de traces d'inflammation (*fig.* 7. *f. f.*). Cette ouverture était beaucoup plus rapprochée de la partie supérieure de la tumeur que de l'inférieure, de manière que la tumeur embrassait une portion saine de l'artère dont le calibre était sensiblement rétréci (*c. c.*); sa cavité (*d.*) se prolongeait cependant encore de trois pouces au-dessous de la tumeur avant de prendre la forme d'un cordon fibreux (*e.*), qui, après un demi-pouce de trajet, se confondait avec la cicatrice du moignon.

La cavité de la tumeur anévrismale était presque complètement remplie par des concrétions fibrineuses très-denses, très-épaisses, très-résistantes et disposées par couches concentriques (*g. g. h. h. h. h.*). A peine restait-il dans la portion de cette cavité (*f.f.*), la plus voisine du vaisseau, un espace assez considérable pour contenir une demi-once de sang; la tumeur étant divisée par son centre, la moitié de cette cavité offrait assez bien la forme d'une oreille humaine. Il est vraisemblable que si le sujet avait vécu quelques années encore, le travail de l'oblitération se continuant, l'anévrisme aurait pu, au moyen de la compression exercée sur l'iliaque externe, cesser entièrement d'admettre le liquide et se transformer enfin en une masse fibreuse, compacte, exempte de pulsation; alors la guérison du malade, au moyen du bandage de M. Verdier, aurait été d'autant plus heureuse, qu'elle se serait opérée sans entraîner nécessairement l'oblitération de l'artère.

Le présent procès-verbal est signé en l'original par MM. les Docteurs Kéraudren, Dupuytren, Lisfranc, Heller, Piorry, Rayer, Cornuel, Bégin et Verdier.

RAPPORT

FAIT LE 27 MARS 1823,

A L'ACADÉMIE ROYALE DE MÉDECINE,

SECTION DE CHIRURGIE,

Par MM. J. CLOQUET *et* LISFRANC.

MESSIEURS,

L'Académie nous a chargés, M. Jules Cloquet et moi, de lui rendre compte d'un travail ayant pour titre : *Note sur un Appareil destiné à comprimer l'artère iliaque externe, dans le cas d'anévrisme inguinal, par M.* VERDIER, *Chirurgien-Herniaire de la marine royale, des hôpitaux militaires de France, et des troupes sédentaires de la garnison de Paris.*

Parmi les méthodes imaginées pour combattre les anévrismes, la compression établie au-dessus de la tumeur est, sans contredit, l'une des plus simples et des moins dangereuses ; les succès qu'elle a obtenus, surtout dans ces derniers temps, doivent, peut-être, engager les praticiens à la mettre plus souvent en usage. Nous n'avons pas besoin de dire quels sont les lieux sur lesquels elle peut être exercée, à l'aide de quels moyens elle a été faite ; nous ferons seulement remarquer que les règles sur lesquelles cette méthode repose, devront être plus ou moins strictement observées, suivant que l'on tentera la cure palliative, ou la cure radicale, suivant encore que le moyen dont nous nous occupons ne sera destiné qu'à favoriser la réussite de la ligature de l'artère.

M. Verdier a communiqué à l'Académie, dans sa séance du 16 janvier 1823, un Appareil très-ingénieux qu'il a employé sur le nommé Choult, suisse de S. Ex. le Ministre de la marine. Cet individu portait un anévrisme poplité et un inguinal ; la jambe se sphacéla : on fit l'amputation de la cuisse. Un an après cette opération, plusieurs saignées furent pratiquées au malade, soumis, pendant un mois, au repos le plus absolu. On couvrit la tumeur de glace, d'après les conseils de MM. Boyer, Dupuytren et Kéraudren ; ensuite l'on mit en usage le compresseur de M. Verdier, que voici (*) : il serait inutile d'en donner la description à l'Académie. Sous

(*) *Voyez les figures* 1 *et* 5 *de la planche.*

l'influence de cet appareil, qui eut cependant l'inconvénient de déterminer beaucoup de douleurs, de priver pendant quelques nuits le malade de sommeil, les pulsations cessèrent, et la tumeur ne fut plus sensible. Quelque temps après l'on enleva un instant le compresseur; les battemens devinrent à peine appréciables : on le réappliqua, et tout sembla de nouveau promettre une guérison certaine; d'ailleurs Choult pouvait vaquer à ses occupations. Mais M. Verdier ayant fait deux jours abstraction de son bandage, après quatre ans de son emploi, les pulsations de la tumeur reparurent avec assez de force; alors l'on réappliqua l'appareil, qui produisit encore les effets avantageux que nous avons ci-dessus indiqués.

Le malade succomba le 6 décembre 1822. L'autopsie fut faite en présence d'un grand nombre d'hommes de l'art, qui tous attribuèrent la mort à un anévrisme de la courbure aortique. On trouva les artères iliaques du côté malade moins grandes que celles du côté opposé; l'anévrisme inguinal était à un pouce au-dessous de la branche horizontale du pubis; son volume avait diminué des deux tiers.

Vos Commissaires estiment que le bandage de M. Verdier est une excellente modification de celui de CAMPER ; que ce moyen peut borner et diminuer les progrès des anévrismes situés au-dessous du ligament de Fallope, et que probablement l'on rencontrera des cas dans lesquels cet appareil pourra obtenir des cures radicales.

Le travail intéressant que nous venons d'analyser nous engage à vous proposer de mettre M. VERDIER au nombre des candidats pour les places d'adjoints résidans, vacantes à l'Académie.

LE présent Rapport est signé de MM. J.-CLOQUET et LISFRANC, Rapporteur.

L'Académie, en adoptant les conclusions du rapporteur, a arrêté que copie du présent rapport serait délivrée par son Secrétaire à M. VERDIER.

Certifié par moi, Secrétaire de l'Académie, section de chirurgie, la présente copie conforme à l'original.

Paris, ce 20 avril 1823.

Signé RICHERAND.

Nota. Ce rapport est imprimé dans son entier, ainsi que le prescrit l'article 32 du réglement de l'Académie royale de Médecine.

NOTE.

En août 1821, le sieur Choult éprouva une douleur au côté gauche de la poitrine, suivie de toux, d'enrouement et d'extinction de voix; M. le Docteur Foulloi, Chirurgien de la marine chargé du service de santé au Ministère, en l'absence de M. le Médecin en chef, fit saigner le malade au bras, lui appliqua des sangsues au côté et prescrivit un régime adoucissant; le malade garda le lit quelques jours, et bientôt sa santé parut se rétablir; néanmoins son embonpoint diminua considérablement, et sa voix resta voilée.

Le printemps de 1822 fit reparaître les accidens que M. le Docteur Foulloi avait heureusement combattus l'année précédente; ce fut alors que dans plusieurs réunions de Médecins distingués de la capitale, on reconnut des palpitations et des pulsations extraordinaires dans la poitrine. Quelques-uns des consultans craignirent que les poumons ne fussent affectés.

Le malade, éminemment lymphatique, portait plusieurs cicatrices, signes d'un état scrofuleux du bas âge. L'on pouvait soupçonner l'existence de tubercules dans les poumons, son frère et sa sœur étant morts récemment de phthisie pulmonaire.

M. le Docteur Kéraudren, qui suivit avec beaucoup d'attention la marche de la maladie, et qui, depuis l'époque de l'amputation, faisait saigner le malade à trois ou quatre mois de distance, pour corriger la disposition appoplectique qu'on remarquait en lui, soupçonna une affection organique du cœur ou de l'aorte; il s'attacha à combattre les accidens par toutes les ressources de l'art qui furent épuisées sans pouvoir arrêter les progrès de la maladie. Il eut pourtant la satisfaction de procurer au malade quelque soulagement.

Ce malheureux respirait avec beaucoup de peine; il ne pouvait monter un escalier de douze à quinze marches, conduisant à sa chambre à coucher, sans être menacé de suffocation; de très-fortes et très-fréquentes pulsations, avec des mouvemens tumultueux du cœur, suivis de toux sans expectoration, le mettaient dans un état difficile à décrire.

Le pouls était petit, fréquent, irrégulier, la face décolorée, les lèvres livides, les joues creuses, les pommettes saillantes, des rêves pénibles troublaient son sommeil, toujours très-agité; l'amaigrissement était extrême;

les huit derniers jours de sa vie furent une agonie des plus douloureuses : il était obligé de conserver dans son lit une position verticale, et n'éprouvait de soulagement qu'en ayant presque continuellement à la bouche, d'après l'avis de M. le Docteur Kéraudren, des morceaux de glace. Il succomba à l'instant où on essayait de lui ouvrir la veine pour diminuer une forte crise qui fut la dernière.

Plusieurs obstacles nous faisaient craindre de ne pouvoir nous assurer, après la mort du malade, de l'état pathologique de l'artère fémorale. M. le Docteur Kéraudren fit cesser nos inquiétudes en demandant lui-même à S. Ex. le Ministre de la marine la permission de faire l'ouverture du cadavre : ses démarches furent accueillies de ce Ministre éclairé.

EXPLICATION DE LA PLANCHE.

Figure première. *Bandage compressif de l'artère iliaque externe, réduit au quart, ainsi que les figures* 2, 3, 4 *et* 5.

1. 1. Corps du bandage d'acier recouvert en peau de chamois.

2. Extrémité droite du ressort armée de boutons donnant attache au sous-cuisse.

3. Sous-cuisse destiné à fixer le bandage.

4. Extrémité gauche du ressort, percée de trois trous pour donner attache à la branche 5, portant deux filets de vis; le troisième trou est pour raccourcir ou allonger le bandage, en y portant le dernier filet de vis de la branche 5.

5. Branche armée à son extrémité gauche de deux filets de vis garnis de leurs écrous destinés à fixer cette branche au corps du bandage; son extrémité droite contournée est percée d'un trou pour laisser passer le filet de vis de la platine 6.

6. Platine d'acier, de forme ovale, traversée dans son centre par la vis de compression, percée en outre, à ses deux extrémités, de trous pour laisser passer les deux tiges de la platine 7. Elle est armée, à sa partie gauche, d'un filet de vis, qui, à l'aide d'un écrou, la fixe à la branche 5. D'après cette disposition, il est facile de voir qu'en desserrant l'écrou, on peut changer la direction de la pelote de compression, afin de la rendre parallèle à la portion de la branche horizontale du pubis où se rencontre l'artère iliaque. (*Voyez fig.* 2, 3, 4 *et* 5.)

7. Deuxième platine de même dimension que la première, traversée dans son centre par la vis de compression. Ladite platine est armée de deux tiges traversant la première platine, et en outre percée dans sa circonférence de trous pour donner attache à la garniture.

8. Petite pelote de compression faite en liège, recouverte de peau de chamois.

Les figures 2, 3, 4 et 5 ont les mêmes numéros que la précédente.

FIGURES 6 et 7. *Tumeur anévrismale de grandeur naturelle.*

FIG. 5. *Tumeur vue à sa partie postérieure.*

a. a. Tumeur.
b. Mamelon situé latéralement à la base de la tumeur.
c. Portion de l'artère iliaque externe.
d. d. Continuation de l'artère sous la tumeur.
e. Continuation de l'artère au-dessous de la tumeur.

FIG. 7. *Tumeur divisée à peu près par son centre, vue à sa partie antérieure.*

a. a. Portion de l'artère iliaque externe divisée dans toute sa longueur.
b. Portion de l'artère iliaque externe extrêmement épaissie, par suite de la compression. A cet endroit on remarquait à la tunique interne des rides ainsi que des lames offrant la dureté des cartilages.
c. c. Portion saine du canal artériel dans lequel on a introduit un stilet.
d. d. Portion de l'artère au-dessous de la tumeur.
e. Terminaison de l'artère en cordon fibreux se confondant avec la cicatrice du moignon.
f. f. Cavité communiquant avec l'artère dont la paroi antérieure était déchirée dans le trajet de quatre à cinq lignes ; un petit caillot de sang récent occupait une partie de cette cavité.
g. g. Fibrine résistante et de couleur citrine.
h. h. h. h. Différentes couches de fibrine très-dure, adhérentes au sac anévrismal et d'un rouge foncé.
i. i. Sac anévrismal, dont les tuniques, très-épaisses, semblaient être considérablement revenues sur elles-mêmes.

TABLE.

	Pages
INTRODUCTION.	*v*
Observation présentée à l'Académie en février 1822.	1
Ouverture du cadavre.	13
Rapport fait à l'Académie, par MM. J. Cloquet et Lisfranc.	19
Note sur l'ensemble des indispositions qui ont précédé et amené la mort du malade. . . .	23
Explication de la planche.	26

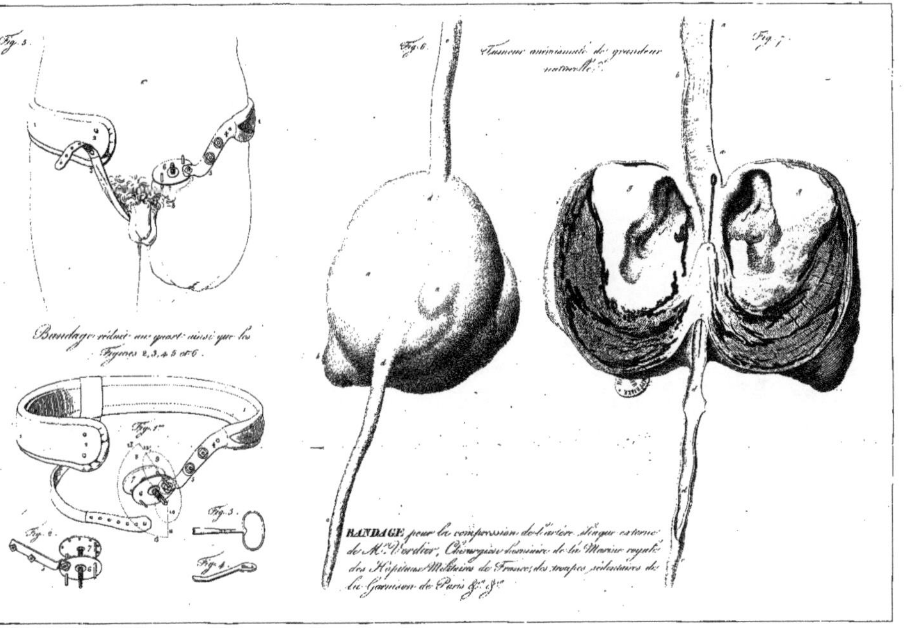

BANDAGE pour la compression de l'artère iliaque externe de Mr. Verdier, Chirurgien herniaire de la Marine royale, des Hôpitaux Militaires de France, des troupes sédentaires de la Garnison de Paris &c. &c.

www.ingramcontent.com/pod-product-compliance
Ingram Content Group UK Ltd.
Pitfield, Milton Keynes, MK11 3LW, UK
UKHW021533260726
13993UKWH00004B/1970

9 782329 164724